AF596770

Dr Louis SUEUR

Quelques cas de Panophtalmie purulente métastatique

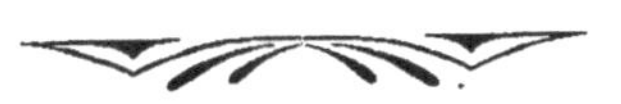

LILLE
É. DUFRÉNOY, Éditeur
145, rue des Stations, 145

1906

A MON PRÉSIDENT DE THÈSE

MONSIEUR LE DOCTEUR S. BAUDRY

Professeur de Clinique Ophtalmologique

Chevalier de la Légion d'honneur

Chevalier de l'ordre de Léopold de Belgique

A TOUS MES MAITRES

A LA MÉMOIRE DE MA GRAND'MÈRE

A MON PÈRE

A MA MÈRE

A MES FRÈRES

MEIS ET AMICIS

AVANT-PROPOS

Parvenu au terme de nos études médicales, à la veille de quitter la Faculté, il nous reste à remplir un devoir auquel nous ne pouvons manquer sans ingratitude. A ceux qui furent nos maîtres et dont l'enseignement et les conseils nous furent si profitables, qu'il nous soit permis d'adresser en cette circonstance l'expression de notre respectueux souvenir.

En voulant bien accepter la présidence de notre thèse, M. le professeur S. Baudry, qui nous a procuré le sujet de ce travail et à qui nous devons les quelques notions que nous possédons dans l'art si délicat de l'ophtalmologie, nous fit un grand honneur. Qu'il nous permette de lui adresser l'expression de notre entier dévouement. Nous nous rappellerons toujours son enseignement si clair, si simple et d'un si grand secours au praticien. Ses leçons cliniques nous ont toujours vivement intéressé ; ses consultations à l'Hôpital Saint-Sauveur nous furent si profitables que nous ne saurions trop le remercier.

Que M. le Dr Debève, chef de clinique ophtalmologique, veuille bien recevoir nos remerciements pour la grande bienveillance qu'il nous a toujours montrée.

HISTORIQUE ET OBSERVATIONS

Les causes qui donnent naissance aux suppurations de l'œil sont de deux sortes : la panophtalmie peut être produite par des plaies de l'œil, chirurgicales ou accidentelles, soit par des lésions siégeant à distance de l'organe. Nous ne nous occuperons ici que de ces dernières.

Nous avons eu l'occasion de voir dans le service de M. le professeur S. Baudry, à l'hôpital Saint-Sauveur, plusieurs de ces cas. Nous avons cru bon de rechercher les observations parues sur ce sujet et de grouper dans ce travail les données relatives aux abcès métastatiques de l'œil, leur évolution, leur pathogénie, leur étiologie et leur traitement.

La panophtalmie métastatique a été signalée dès la plus haute antiquité au cours de certaines épidémies de fièvre typhoïde ou de typhus. Cette complication oculaire paraît s'être montrée, au dire de Thucydide, pendant la peste d'Athènes : « Plusieurs malades en furent quittes pour la perte de membres, d'autres pour celles des yeux ». (THUCYDIDE, livre II, chapitre 49). HEWSON l'a signalée en 1814, WALLACE en 1826. Dans son Précis sur les maladies des yeux, 1821, DEMOURS fait mention de l'ophtalmie métastatique. En 1827, les médecins anglais la signalent au cours d'une épidémie de fièvre récurrente à Dublin. Une autre épidémie survenue en Ecosse permit à MACKENSIE de donner une description complète de cette affection.

HIMLY en 1843 fait paraître un article sur l'ophtalmie puerpérale. FISCHER en 1846 décrit l'ophtalmie métastatique dans la phlébite, et ARLT, en 1855, signale la choroïdite pyhémique.

Bien avant la période bactériologique la panophtalmie métastatique était connue et signalée au cours de l'infection puerpérale par MICHEL et MULLER en 1854. Elle donna lieu à des travaux intéressants de la part de HISBERG en 1872 qui, le premier, constata des microorganismes dans le pus formé dans l'œil.

Nous citerons pour mémoire les travaux de HIRSCHBERG en 1880 et 1883, de KAHLER en 1880, de POUSON en 1880, de COHN en 1890 et plus récemment d'AXENFELD en 1894, et de VEILLON et MORAX en 1894, sur le même sujet, KNAPP a le grand mérite d'avoir le premier en 1867 précisé les détails histologiques de la panophtalmie, mais auparavant VIRCHOW avait démontré que l'infection s'effectue par embolies de la rétine ou de la choroïde.

La recherche des éléments microbiens a été faite par HEIBERG et WAGENNAM qui ont constaté la présence du streptocoque et du staphylocoque, par AHLSTROM qui a trouvé du pneumocoque et par MITVALSKY qui a trouvé le microbe du typhus exanthématique.

En 1897, PANAS, dans le bulletin de la Société française d'ophtalmologie, cite le cas d'une irido-choroïdite métastatique dont le point d'origine était un volumineux anthrax du dos passé d'abord inaperçu. QUÉNU cite un cas où on notait de la suppuration de l'oreille moyenne. DOLGANOW, en 1895, publie un travail intéressant sur les altérations de la rétine dans les maladies infectieuses, et LAGRANGE, de Bordeaux, en 1896 (Bulletin de la Société française d'ophtalmologie, XIX, 1896, p. 370), publie également une contribution à l'étude des ophtalmies métastatiques non microbiennes.

Pour ces deux auteurs, la présence de microbes ne serait pas indispensable pour la production du pus et les toxines seules suffiraient à produire toutes les lésions destructives constatées dans la panophtalmie métastatique.

Enfin nous avons trouvé dans l'*Écho médical de Lille*, année 1898, page 39, un article intitulé : « De l'ophtalmie métastatique », par M le professeur F. DE LAPERSONNE, dans lequel l'auteur relate deux observations que nous reproduisons ci-dessous.

Pour M. le professeur DE LAPERSONNE la plupart du

temps l'origine de l'abcès serait microbienne, mais il admet également l'origine toxique de la panophtalmie et même son origine dyscrasique comme on en rencontre parfois dans le diabète, l'albuminurie, etc.

Enfin, pour l'auteur, le point de départ de la suppuration serait presque toujours la choroïde : membrane vasculaire de l'œil sans toutefois qu'il nie absolument l'origine rétinienne comme l'a montrée Ahlstrom dans ses recherches sur la panophtalmie.

Voici les deux observations recueillies dans l'article de M. le professeur F. de Lapersonne :

Observation I (*F. de Lapersonne*)

Il s'est présenté dernièrement, à l'hôpital Saint-Sauveur, un homme d'une cinquantaine d'années, dont le docteur Hacot, d'Armentières, a bien voulu nous envoyer l'histoire médicale. Il y a trois mois, cet homme a été atteint de pleurésie interlobaire du côté droit. Il eut dans l'espace de deux semaines plusieurs vomiques et à un moment donné, il s'est formé une voussure au niveau de la région pectorale. L'abcès ne s'est cependant pas ouvert à l'extérieur ; il n'y a pas eu de fistule et de nouvelles vomiques se sont produites. Tous ces phénomènes étaient accompagnés de fièvre intense et d'un mauvais état général. Quelques douleurs articulaires vagues ont été signalées au niveau du genou et du cou de pied. Au moment où l'état de la fièvre semblait s'améliorer, notre malade a été pris d'accidents graves du côté de l'œil gauche : injection périkératique intense avec chémosis, aspect louche de la pupille, troubles considérables de la vision, douleurs de tête violentes. Au troisième jour, une ligne d'hypopion s'est montrée. Pendant quelque temps les douleurs ont été très vives et les accidents fort menaçants. Cependant ils se sont amendés petit à petit, et lorsque nous avons vu le malade trois semaines après le début des accidents oculaires, nous avons pu constater que la conjonctive était encore très injectée mais sans chémosis ; l'iris était verdâtre, la pupille dilatée avec de nombreux dépôts pigmentaires sur la cristalloïde. Le corps vitré offrait un aspect jaunâtre, légèrement chatoyant, le fond de l'œil était absolument inéclairable. L'œil était très mou, douloureux à la pression, la vision absolument nulle.

Observation II (*F. de Lapersonne*)

Il s'agit d'un malade, homme d'une cinquantaine d'années, profondément arthritique et goutteux. Il s'est présenté avec une irido-choroïdite séreuse, d'apparence très bénigne avec, à peine, un peu d'injection périkératique, pas de douleurs mais un trouble considérable du corps vitré et sur la face postérieure de la cornée, un trouble poussiéreux très net.

Pendant quinze jours environ, l'affection marche assez normalement, sans réaction, à ce point que malgré de nombreux conseils donnés, le malade continua à s'occuper de ses affaires lorsque tout à coup des douleurs de tête très violentes apparurent, un léger chémosis se produisit et on vit en deux ou trois jours se former un large hypopion bientôt suivi d'un abcès interstitiel dans les lames de la cornée sans cependant destruction de l'épithélium antérieur. Cet état a nécessité une intervention active ; cependant l'affection a continué d'évoluer vers l'iridocyclite douloureuse.

Dans ce cas, l'examen clinique a permis de faire remonter la cause première des accidents à un catarrhe vésical avec hématuries probablement symptomatique de lithiase rénale.

Observation III

Due à l'obligeance de M. le professeur Baudry

En mai 1893, je fus appelé en consultation dans les environs de Lille auprès d'un malade alité depuis 12 jours et dont l'œil droit s'était subitement enflammé. Le confrère qui m'avait demandé, voulut me mettre au courant de la situation avant de m'introduire dans la chambre du malade. D'après lui, X..., âgé de 50 ans, était atteint de fièvre typhoïde à forme anormale. De véritables accès de fièvre pernicieuse alternaient avec des périodes d'accalmie presque totale ; des douleurs vagues apparaissaient au niveau des diverses articulations ; enfin depuis quelques jours la langue et les gencives étaient desséchées, comme rôties. La diarrhée alternait avec la constipation.

Dès que je fus mis en présence du malade, je fus frappé par un facies spécial analogue à celui d'un malade atteint d'un étranglement herniaire au point de vue de l'émaciation et de la dépression avec, en plus, les téguments d'un jaune cireux et des pommettes allumées par une fièvre intense.

L'œil droit présentait les signes de l'iritis purulente : injection périkératique modérée, iris tomenteux, infiltré de pus, hypopion moyen s'élevant à trois millimètres. X...

accusait peu de douleurs. La vision était complètement abolie de ce côté.

L'aspect du malade, l'évolution de son affection me firent penser à une infection purulente.

Examinant les diverses régions du corps, je découvris des collections purulentes sous-cutanées au niveau du genou et du cou-de-pied droit, au niveau du coude et de l'épaule gauches.

J'interrogeais alors X... qui avait toute sa connaissance et qui se rappelle nettement s'être blessé au pouce droit en taillant un arbre dans son jardin, un mois auparavant. La plaie guérit lentement, ce qui ne l'empêchait pas de travailler à la terre et de soigner ses plantes. Quelque temps après s'être blessé survinrent des ganglions dans l'aisselle droite, il ressentit des frissons et perdit l'appétit. Finalement il appelle son médecin qui lui ordonna le repos au lit, plusieurs purgatifs et des cachets de quinine.

Je pronostiquai une terminaison fatale à brève échéance sans vouloir recourir à la moindre intervention, étant donné le mauvais état général et la multiplicité des abcès métastatiques.

X... succomba 5 jours après.

Observation IV

(Service de M. le Professeur Baudry)

D... Louis, célibataire, fileur de coton, demeurant à Lille, ne présente rien de particulier à noter dans ses antécédents héréditaires. Il est alcoolique et fait abus du tabac. Son état général est mauvais. Il tousse depuis de nombreuses années.

D... entre au mois de décembre 1904 dans le service de clinique médicale où il est soigné pour bronchite chronique. Au cours de son séjour à l'hôpital il fut pris subitement de troubles de la vue de l'œil droit ; il ressentit de vives douleurs dans la région périorbitaire avec irradiation dans la région temporale droite. Température 40°2.

Le lendemain il fut examiné par M. le professeur S. Baudry. D... présente un gonflement considérable des paupières qu'on écarte difficilement. Un chémosis épais forme bourrelet autour de la cornée qui a pris une teinte grisâtre ; l'iris est terne, décoloré ; la pupille est obstruée par un exsudat grisâtre ; les douleurs ont augmenté et deviennent intolérables. L'œil dur a une tension glaucomateuse.

Les traits sont altérés, le malade est amaigri ; la peau a une coloration terreuse ; l'haleine est fétide ; la langue sèche et fuligineuse. Température 40°, respiration : 30 à la minute.

Une intervention immédiate est décidée et après anesthésie on pratique l'exentération à la curette. Les membranes intraoculaires étaient infiltrées de pus et en voie de nécrose.

Le lendemain les douleurs ont disparu ; la température tombe rapidement et l'état général devient meilleur. Le malade sort de l'hôpital 8 jours après l'intervention, en bonne voie de guérison.

Observation V

(Service de M. le Professeur Baudry)

Madame Veuve D..., 75 ans, demeurant à Lille, n'a pas d'antécédents à noter. C'est une indigente, vivant seule misérablement dans une petite chambre. A la suite d'une piqûre au poignet gauche, une violente lymphagite de l'avant-bras et du bras se déclara, accompagnée d'adénite axillaire. Température 40°. L'état général est mauvais.

Peu de temps après, apparaît une lymphangite du membre inférieur suivie d'abcès multiples à la jambe et à la cuisse gauches. Subitement quelques jours plus tard la vision de l'œil gauche s'obscurcit. La malade éprouve de violentes douleurs dans les régions périorbitaire et temporale et un œdème de la paupière supérieure apparut. Mme D... fut transportée à l'hôpital St-Sauveur, où elle fut examinée par M. le professeur S. Baudry.

L'état général est très mauvais. Température 40°. Respiration : 40 à la minute. Les traits sont altérés ; la peau a une teinte jaunâtre ; le pouls est fréquent, mou, dépressible.

Le membre supérieur et le membre inférieur gauche sont le siège d'abcès multiples. Les douleurs du côté de l'œil ont augmenté de violence et s'irradient dans la fosse temporale. On note un gonflement œdémateux des paupières, un léger degré d'exophtalmie et un chémosis considérable. La cornée est trouble, l'iris jaunâtre et infiltré de pus.

En présence des symptômes accusés par cette malade, une intervention immédiate est décidée. L'état général était tellement mauvais qu'il semblait presque impossible d'endormir la patiente au chloroforme. Cependant on tenta l'épreuve et M. le professeur Folet s'étant chargé de ce soin tout alla à souhait.

L'exentération ignée fut faite par M. le professeur S. Baudry et on incisa également les abcès et les collections purulentes dont nous avons fait mention plus haut.

Pansement antiseptique. Les douleurs et la fièvre disparurent. L'état général s'améliora et nous fûmes heureux de voir notre malade revenir à la santé. Elle sortit de l'hôpital après un mois de séjour. Actuellement elle se porte bien ; le moignon oculaire est satisfaisant et les cicatrices, traces des interventions pratiquées du côté des membres, ne sont pas douloureuses.

Observation VI

(Service de M. le Professeur Baudry)

V... Hortense, 36 ans, ménagère, entre dans le service de M. le professeur Lemoine le 7 novembre 1905. Depuis quelques jours elle a un peu de fièvre. La température s'élève à 40°4 le 9 au matin ; le soir elle tombe à 36°6 pour remonter le lendemain matin à 39°, où elle se maintient pendant quelques jours.

A l'examen des organes on constate du côté de l'appareil respiratoire les signes d'une bronchopneumonie légère : submatité, exagération des vibrations en un point, râles crépitants et sous-crépitants avec un peu de souffle ; mais ces signes sont très fugaces et deux jours après tout est rentré dans l'ordre.

Du côté des autres organes on ne constate rien d'anormal. Cependant la fièvre continue et la température se maintient en oscillant entre 37° et 39°.

Tout-à-coup, le 12 novembre, la malade se plaint de vives douleurs dans la région périorbitaire droite avec irradiation dans la fosse temporale du même côté ; sa vision diminue avec sensation d'éclairs ; la température est à 39°. La malade entre dans le service de M. le professeur S. Baudry.

A l'examen l'œil est dur avec tension glaucomateuse, l'état général est mauvais, la température monte à 39°. Les traits sont tirés ; le pouls est fréquent, mou, dépressible. Le chémosis est très marqué, la cornée a pris une teinte grisâtre ; l'iris est jaunâtre et infiltré de pus.

M. le professeur S. Baudry porte le diagnostic d'abcès métastatique et propose une intervention qui est acceptée.

L'exentération est faite et les suites en furent normales.

La malade repasse dans le service du professeur Lemoine, mais quelques jours après, le 25 novembre, elle commence à se plaindre de douleurs dans la jambe droite. A l'examen on note un œdème blanc, lisse de toute la jambe et d'une partie de la cuisse ; on sent à la palpation un cordon dur et noueux, cette exploration est douloureuse. Ces signes font songer à la phlegmatia alba dolens. La température monte à 38°. On institue le traitement : immobilisation dans une gouttière et régime lacté.

La maladie générale suit son cours, les douleurs diminuent rapidement du fait de l'immobilisation, la température revient peu à peu à la normale et la malade sort guérie tant au point de vue de ses accidents phlébitiques qu'au point de vue de ses accidents oculaires, le 30 décembre.

Observation VII

Service de M. le Professeur Baudry

Marcel L..., 10 ans, entre à l'hôpital St-Sauveur, le 16 novembre, envoyé par le Dr Alexandre, d'Arques (P.-de-C.) pour phlegmon de l'œil.

Antécédents héréditaires. — Son père est mort de tuberculose pulmonaire, sa mère est bien portante et a eu cinq enfants dont un mort de cause inconnue.

Antécédents personnels. — L'enfant a marché à 14 mois, a eu ses premières dents à 13 mois. Comme maladies d'enfance on note des convulsions et la rougeole. Il n'a jamais toussé. Trois semaines environ avant l'apparition des symptômes oculaires, l'oreille droite a coulé. Nous avons fait examiner le malade par le Dr Debeyre, chef de clinique à la Faculté ; il n'a noté aucun phénomène inflammatoire du côté des oreilles ni perforation du tympan.

Le 14 novembre apparurent les accidents du côté de l'œil. A l'examen du malade on note un œdème énorme des deux paupières de l'œil gauche, un chémosis gélatineux plus accentué à la partie inférieure. Les mouvements de l'œil sont conservés mais beaucoup diminués, sauf ceux du droit externe qui sont complètement abolis. L'état général est mauvais, l'iris est terne, décoloré, il n'y a pas d'hypopion. La cornée n'est pas ulcérée mais infiltrée, on aperçoit une fistule sous-conjonctivale laissant suinter le pus entre le droit externe et le droit inférieur.

L'exentération fut faite sous chloroforme.

Les suites en furent normales et l'enfant est maintenant en bonne voie de guérison avec un moignon oculaire très satisfaisant.

Dans les observations III, IV, V, VI, l'irido-choroïdite métastatique s'est déclarée chez des malades âgés, débilités, alcooliques ou miséreux. Leur état général était des plus mauvais. Toujours nous avons remarqué une fièvre intense se manifestant sous forme de grands accès dans lesquels le thermomètre approchait et même dépassait 40°. La respiration était accélérée, le pouls très fréquent, mou, dépressible ; les traits altérés, les téguments jaune cireux, la langue sèche et fuligineuse. Ces individus étaient en puissance d'infection : infection d'origine lymphangitique avec abcès multiples dans la première et la troisième observations ; infection d'origine pulmonaire chez un bronchiteux chronique dans la seconde observation ; infection d'origine veineuse dans la quatrième observation ; mais il est ici à remarquer que les accidents oculaires ont précédé ou du moins ont été simultanés aux accidents veineux. Enfin dans notre dernière observation nous notons l'infection consécutive à une otite purulente.

ÉTIOLOGIE

Toutes les causes qui débilitent l'organisme (encombrement, froid, faim, saturnisme, alcoolisme, excès, affections fébriles, etc.), l'exposent aux suppurations. Il se trouve par ce fait même en état de moindre résistance pour la lutte contre les germes pathogènes. Nous verrons donc les abcès métastatiques s'installer de préférence chez les surmenés, les alcooliques, les malades relevant ou atteints d'une maladie générale grave (fièvre typhoïde, variole, érysipèle, fièvre puerpérale, méningite, etc.). Nous rencontrerons de même de ces abcès chez des malades possédant des foyers suppurés (ostéites, ostéomyélites, carie des os, périostites, etc.).

L'âge adulte est surtout l'âge des abcès métastatiques, probablement à cause des maladies générales graves qui le frappent. Le sexe ne paraît pas avoir grande influence. Le nervosisme, la sénilité, la ménopause, doivent entrer en ligne de compte. A notre avis, ils agiraient comme cause déprimante de l'organisme.

D'après WENNEMAN, la panophtalmie métastatique pourrait être appelée : ophtalmie septique ; en effet, son apparition exige une infection du plasma sanguin, un état septicémique. La septicémie et la pyohémie sont deux variétés voisines non identiques de cet état septique du sang. Dans la septicémie, on ne trouve dans le sang que des toxines, tandis que dans la pyohémie, on y rencontre des microbes pyogènes.

La panophtalmie purulente métastatique peut avoir trois origines : 1° chirurgicale ; 2° obstétricale ; 3° médicale.

1° La panophtalmie chirurgicale est très rare ; elle provient d'une septicémie à la suite d'une opération faite non aseptiquement. C'est dans ce cadre que rentrent les panophtalmies compliquant la suppuration du cordon chez le nouveau-né, les panophtalmies consécutives à la vaccination, en un mot à toutes les opérations chirurgicales.

2° La panophtalmie obstétricale est constamment purulente, mais elle n'est pas nécessairement destructive du globe ; elle peut guérir en laissant la forme de l'organe et même, dans certains cas heureux, avec une petite acuité visuelle.

Ce ne sont pas les primipares ou les jeunes accouchées qui sont atteintes de cette affection, mais plutôt les multipares de 30 à 40 ans. Ce n'est pas non plus dans les formes foudroyantes de la puerpéralité qu'on voit s'installer la panophtalmie, mais dans les formes torpides à évolution lente. C'est pour ainsi dire un signal de défaite de l'organisme.

3° Dans la panophtalmie médicale, ce sont les muqueuses qui représentent le foyer initial : muqueuse respiratoire, muqueuse digestive, muqueuse génito-urinaire avec leurs diverticules et leurs appendices glandulaires.

La dyscrasie des fièvres infectieuses ne peut provoquer la métastase oculaire, mais elle prépare le terrain pendant la période d'état ou le déclin de la maladie.

D'après Wenneman, la septicémie médicale a donné des métastases oculaires tant plastiques que purulentes dans :

L'influenza ou grippe épidémique (Everbush, Panas, etc.).

Le typhus (Walther, Wallace, Middlemore, etc.)

La scarlatine (Mackenzie),

La varicelle (Steffan).

La rougeole (Stierem, Vossius, Jacobson).

Le choléra asiatique (Middlemore).

La fièvre jaune (Fernandez).

La peste (Calmette et Salambini).

Les oreillons (Schies-Gemuseus).

La broncho-pneumonie (Despagnet).

La pneumonie (Herrheiser, Ferri).

La prostatite suppurée (Haltenhoff).

L'otite moyenne (Deutchsmann).

Les métrites (De Wecker, Valude, Vignes et Batuaud).

La malaria (Peunhoff, Landsberg).

La fièvre récurrente (Mackensie).

Le panophtalmie peut également succéder aussi à la méningite. Dans ce cas l'infection ne suivra pas la voie sanguine, mais arrivera à l'œil, par les gaines du nerf optique à travers le canal optique.

Enfin on a vu la panophtalmie survenir spontanément *a frigore* (Panas).

Comment maintenant va se produire l'abcès?

D'après l'ancienne théorie de la métastase, la matière morbifique, l'humeur peccante se déplacerait d'un organe pour se porter sur un autre organe. Cette théorie constatait le fait, mais ne l'expliquait pas.

Wirchow, par des expériences nombreuses, établit la théorie de l'embolie et donne une explication de la formation des abcès métastatiques.

D'après lui, pour qu'un abcès se forme, il faut que l'embolie soit septique. En effet, d'après le résultat de ses travaux, jamais il ne put obtenir de nodules purulents quand il injectait dans la veine jugulaire du lapin, des particules de caoutchouc, de la moelle de sureau, en un mot des matières inertes, d'où il concluait que l'embolie devait avoir des propriétés septiques pour former un abcès métastatique.

Weber garde la théorie de l'embolie, mais pour lui l'embolie ne devrait pas être nécessairement septique pour produire un abcès métastatique. Il concluait de ses expériences que :

1° Les embolies capillaires expliquent la production d'infarctus et d'abcès métastatiques.

2° De petites masses emboliques peuvent traverser le poumon et s'arrêter dans d'autres organes.

3° Les inflammations diffuses des séreuses sont parfois la suite d'embolies comme dans l'iritis pyohémique.

4° Les obstructions vasculaires par des corps solides (cire, graisse) amènent plutôt un abaissement qu'une élévation de température.

Le caractère septique des embolies ne serait donc pas nécessaire pour la formation des abcès métastatiques.

Lagrange de Bordeaux se range à cet avis. Néanmoins à notre avis la formation d'une collection purulente se produira bien plus facilement avec embolie septique qu'avec embolie aseptique.

Les embolies microbiennes ont ouvert un nouveau jour sur les suppurations à distance. Tout le monde à présent est d'accord pour admettre les manifestations purulentes à distance ; les méningites produites par des furoncles de la face, l'érysipèle, les pleurésies purulentes, etc. Il est donc tout naturel d'admettre le même processus pour les abcès métastatiques de l'œil.

Les microorganismes emportés par la circulation soit libres, soit inclus dans les leucocytes, iront donc former au loin des colonies dont l'importance dépendra de leur nombre et de leur virulence, car à proprement parler les maladies générales ne sont que des maladies locales à cantonnements successifs.

Supposons donc un de ces microorganismes passé dans la circulation, soit libre, soit englobé dans un leucocyte, il produira embolie ; il s'arrêtera quelque part dans l'arbre circulatoire ; là, il formera infarctus par oblitération de la lumière d'un capillaire, il va alors sécréter des toxines qui, par contact ou par excitation nerveuse, irriteront les milieux environnants ; il y aura alors accélération de la nutrition ; les leucocytes vont affluer pour défendre le territoire menacé.

La suppuration est dès lors commencée et c'est la terminaison la plus fréquente et la plus importante.

Les abcès métastatiques se rencontrent dans tous les points de l'organisme, mais avec une fréquence bien inégale. Le poumon est de beaucoup l'organe le plus atteint : 90 % d'après Billroth ; 99 % d'après Sédillot. Après le poumon vient le foie : 10 % d'après Billroth ; 50 % d'après Braidwood ; 80 % d'après Waldeyer. Les abcès métastatiques seraient de 5 %

dans la rate, d'après WALDEYER ; 10 °/o d'après BRAIDWOOD ; dans le rein et le cerveau ils sont plus rares encore ; l'œil vient après, mais à un bien moindre pourcentage. D'après la statistique d'AXENFELD, on rencontre 3,5 °/o d'infection oculaire dans la fièvre puerpérale et 0 27 °/o dans les affections chirurgicales. Pour les autres maladies la statistique n'a malheureusement pas été faite.

La panophtalmie peut être binoculaire ou monoculaire. D'après la statistique d'AXENFELD, on rencontre sur 158 cas de panophtalmie, 98 cas d'unilatéralité et 60 cas de bilatéralité. Quand un seul œil était atteint 30 fois ce fut l'œil droit et 46 fois l'œil gauche.

ANATOMIE PATHOLOGIQUE

Microbes et Vaisseaux. — Dans la panophtalmie métastatique les microbes de la purulence s'arrêtent dans la rétine ou dans le tractus uvéal, s'accolent à l'endothélium, entrent en prolifération et envoient au dehors du vaisseau leurs toxines. Sur le chemin parcouru par ces toxines tout prolifère : cellules endothéliales, cellules de la paroi, cellules du stroma choroïdien, cellules ramifiées de la charpente de la rétine. Toutes ces proliférations fournissent autant d'éléments sinon plus que les globules blancs.

Quand l'inflammation est vive, le début se fait dans et autour des capillaires ; moins violente elle se fait dans et autour des plus gros troncs ; et rarement dans et autour des vaisseaux veineux.

L'inflammation peut débuter soit par la rétine, soit par la choroïde et dans des cas exceptionnels par le vitré, l'iris ou l'espace supra-choroïdien.

Rétinite. — L'infiltration cellulaire débute autour du réseau capillaire de la couche des fibres nerveuses et le long des artérioles et veinules qui rejoignent le second réseau capillaire externe immédiatement en dedans de la couche réticulée en plexiforme externe.

Les leucocytes arrivent pour défendre le territoire envahi ; la couche des fibres est épaissie et parsemée d'hémorrhagies (MITVALSKY, WAGENMANN). La couche intergranuleuse s'imbibe d'un exsudat fibrineux, les cônes et les bâtonnets tombent de bonne heure en dégénérescence, ils sont gonflés en massue et plusieurs ont avec leurs noyaux traversé la limitante externe. Leur couche se plisse à la façon d'une ruche ou tombe en entier. La surface interne de la rétine se recouvre d'un exsudat fibrino-purulent qui peu à peu progresse dans le vitré. Les produits de l'inflammation s'écoulent dans l'espace sous-rétinien où ils s'amassent en décollant la rétine.

La destruction du tissu rétinien se fait surtout à la périphérie ; elle y prend le caractère d'une véritable nécrose précédant ou dépassant de beaucoup l'invasion des microbes (MITVALSKY). Les derniers vestiges de la rétine se retrouvent en voisinage de la papille.

La purulence est diffuse, s'étendant à toute la rétine en moins de quelques heures dans la forme septico-pyhémique grave. Elle est discrète, formant de petits abcès isolés dans les formes bénignes avec peu de microbes.

On trouve les microorganismes en masses énormes pour peu que l'examen anatomique de l'œil soit fait assez tôt ; ils occupent la lumière des vaisseaux et l'obstruent (MITVALSKY, AXENFELD 1894) ; de plus ils se répandent dans les tissus environnants et s'y multiplient.

Si la pièce n'a pas été obtenue par énucléation mais qu'elle provienne d'autopsie, il y aura lieu de distinguer les colonies microbiennes cause d'altérations des tissus d'autres colonies survenues après la mort. Quand les artères contiennent les microbes, que leurs parois en sont infiltrés (MITVALSKY), que le territoire rétinien qu'elles irriguent est en état de nécrose avancée (AXENFELD), on a le droit de penser à des colonies microbiennes produites pendant la vie ; mais si la lumière des capillaires est obstruée par des embolies microbiennes sans altération des tissus irrigués par ceux-ci, il faut conclure à une multiplication *post mortem*.

Choroïde. — Si on examine la choroïde tout au début de l'inflammation suppurative, on voit que la plus grande partie du réseau capillaire ainsi que nombre d'artérioles et de veinules ont leur lumière obstruée par des globules blancs ; la circulation ne se fait pour ainsi dire plus que dans les gros troncs ; même dans ceux-ci on note dans la paroi endothéliale des agglomérés de cellules blanches ou des thrombus granuleux de fibrine ou de plaquettes sanguines.

Les noyaux des cellules endothéliales dans les vaisseaux encore ouverts à la circulation sont plus saillants, plus gros, plus colorés au carmin ou à l'hématoxyline. Ils sont de plus, plus rapprochés les uns des autres que les noyaux normaux dans un vaisseau de même calibre.

Fréquemment on trouve dans l'endothélium des noyaux lobés comme préparés à la division directe et de temps en temps une figure de division indirecte quand l'inflammation n'est pas très vive.

Cet engorgement des vaisseaux capillaires et veineux précède quelquefois de longtemps l'infiltration du stroma choroïdien ; car ce n'est que maintenant qu'il commence à s'infiltrer de pus. De jeunes cellules rondes à noyaux globuleux ou lobulés apparaissent de plus en plus nombreuses, remplissant les mailles du réseau plasmodial choroïdien. On les considère comme des cellules migratrices tombées au milieu des cellules fixes étoilées. Mais les cellules pigmentaires et les cellules blanches de la choroïde ne demeurent pas indifférentes à la stimulation inflammatoire ambiante. Les granulations pigmentaires se ramollissent ; elles se retirent des longs bras protoplasmiques, qui unissent les cellules entre elles pour venir se tasser autour du noyau dans le corps de la cellule.

Les bras en paraissent plus courts, plus gros, plus irréguliers, et la cellule moins élégante. Plus tard le pigment pâlit et diminue dans les cellules. A peine, à la fin de la suppuration, trouve-t-on quelques cellules rondes renfermant quelques granulations jaunâtres ou brûnâtres.

Le maximun des lésions présentées par la paroi des vaisseaux se rencontre toujours dans les artérioles terminales qui précédent le réseau capillaire et dans les veinules initiales qui sortent de ce réseau.

On trouvera donc l'infiltration purulente d'abord dans le réseau délicat du tapis, ensuite dans la choriocapillaire et enfin dans les gros vaisseaux artériels et veineux de la couche externe.

A ce moment toute la choroïde n'est plus qu'une nappe de pus au milieu de laquelle on ne distingue plus les vaisseaux des masses de cellules d'infiltration.

Lame vitrée. — A une période avancée de l'inflammation la lame vitrée double ou triple d'épaisseur ou bien elle s'épaissit par places en faisant saillie, soit du côté le plus souvent de la rétine, soit plus rarement de la choroïde. L'épaississement de la lame vitrée serait due à une imbibition aqueuse progressive de cette membrane. Une imbibition plus rapide en provoque la dissolution ou la perforation.

Epithélium pigmenté uvéal. — Tant que la lame vitrée résiste, l'épithélium pigmenté uvéal ne participe que peu à l'inflammation de la choroïde, mais quand la lame vitrée est perforée, les cellules hexagonales entrent en division rapide et perdent leur pigment. Petit à petit on voit disparaître la limite précise de la choroïde et de la rétine devenue, à son tour, le siège d'une infiltration purulente.

Hémorrhagies choroïdiennes. — A côté de l'infiltration purulente on trouve dans la choroïde des hémorrhagies que la thrombose et l'endovasculite aiguë expliquent parfaitement. Ces hémorrhagies sont petites mais multiples. Le sang épanché peut exceptionnellement tomber dans l'espace rétino-choroïdien ; plus souvent il se creuse une cavité dans le stroma muqueux ramolli ou se fraie à travers la choroïde un chemin vers l'espace supra-choroïdien.

Corps vitré. — Ce n'est que par hémorrhagie que les microbes pyogènes peuvent arriver en contact avec le vitré. La portion plane du corps ciliaire, la rétine ou la papille du nerf optique ont dû être malades avant le vitré et un accident survenu à leurs vaisseaux a seul permis l'ensemencement du vitré.

Espace supra-chroroïdien. — L'inflammation septique débute plus exceptionnellement encore dans la cavité supra-choroïdienne. Il faut également une lésion des vaisseaux du corps ciliaire ou de la choroïde pour déposer les microbes pyogènes dans cette cavité.

Iritis métastatique. — Rarement l'iritis métastatique s'élève au titre de panophtalmie. Si la suppuration générale du globe s'établit c'est que la choroïde ou la rétine en même temps que l'iris furent le siège d'infection septico-pyhémique. Si l'iritis suppurative devient quand même phlegmon, c'est que le ligament suspenseur du cristallin s'est dissous dans le plasma purulent et que les microbes de l'iris ont pu pénétrer dans le vitré.

Épanchements pathologiques. — Il existe ordinairement des épanchements de fibrine de sang ou de pus au niveau des zones de suppuration les plus fortes.

Au vitré, ce sont les vaisseaux de la couche des fibres nerveuses de la rétine qui forment l'exsudat, entre la rétine et la choroïde c'est encore la rétine qui fournit l'exsudat par les vaisseaux de la granuleuse interne si le vitré est intact ; s'il est ramolli la choroïde peut prendre part à la formation de l'épanchement. Dans la cavité supra-choroïdienne l'exsudat est fourni : partie par les vaisseaux propres des lames supra-choroïdiennes antérieures, partie par les vaisseaux de la partie plane du corps ciliaire, partie par ceux de la choroïde et enfin pour une petite part par les vaisseaux de la sclérotique.

SYMPTOMATOLOGIE

Au cours d'une maladie infectieuse (phlébite suppurée, fièvre puerpérale, infection purulente, bronchite chronique avec dilatation des bronches, otite purulente, etc.), le malade s'aperçoit que sa vue baisse.

En moins de quelques heures la vision est perdue. Rarement les deux yeux sont pris en même temps ; quand la panophtalmie est double, les yeux sont pris à quelques jours d'intervalle.

Le malade accuse de la photophobie, son œil est baigné de larmes ; celles-ci s'échappent, dans certains cas, par véritables crises, qui occasionnent une détente momentanée.

L'œil est tourmenté parfois de pénibles sensations subjectives, il perçoit des éclairs ou des flammes rouges ou orangées, même quand il est protégé de la lumière.

Sans douleur, apparaît dans le champ pupillaire un reflet jaunâtre, c'est le vitré qui commence à suppurer. En même temps apparaît un œdème palpébral considérable qui gêne l'examen du globe oculaire. Un chémosis gélatineux forme bourrelet autour de la cornée. L'iris se décolore, prend une teinte terne, comme cadavérique ; son orifice pupillaire devient irrégulier.

L'humeur aqueuse prend un aspect louche, la chambre antérieure diminue de capacité, et se trouve bientôt envahie par des débris épithéliaux qui forment hypopion. Cet hypopion est très mobile, fluide d'une teinte jaune verdâtre ou pâle. Un mouvement brusque de la tête mélange cet hypopion à toute l'humeur aqueuse. Le repos la reforme très vite. La cornée reste transparente.

L'examen ophtalmoscopique est possible, tant que le vitré n'a pas commencé à suppurer. On note des hémorrhagies rétiniennes autour de la macula et de la papille. Ces hémorrhagies sont petites mais nombreuses, on dirait des éclaboussures ou des gouttelettes arrondies.

De plus, la rétine épaissie se plisse et se soulève le long des gros troncs vasculaires formant des crêtes à reflet blanchâtre. Bientôt apparaît la purulence de l'iris, la cornée elle-même devient trouble, sa surface antérieure perd son éclat et son poli habituels. En ce moment apparaissent les symptômes formidables du phlegmon de l'œil : douleurs intolérables dans l'œil et la région circumorbitaire avec tension glaucomateuse du globe.

A côté de cette forme de panophtalmie, il en existe une autre à marche lente et indolore : c'est la forme torpide. Dans la forme purulente d'emblée les douleurs sont provoquées par la tension intra-oculaire. Dans la forme torpide la tension glaucomateuse n'existe pas, car le vitré tend plutôt à se rétracter.

Comme symptôme objectif, on ne voit que l'abcès du vitré à travers la cornée et la pupille transparente. Comme symptôme subjectif, on ne trouve que l'abaissement rapide et notable de la vue.

Dans cette forme, la vision perdue peut revenir mais jamais complètement, car si le vitré peut reprendre sa transparence, il se rétracte néanmoins et alors nous arrivons à avoir un décollement de la rétine, de sorte que la perception lumineuse ne se fait plus qu'à la périphérie à l'orra serrata.

DIAGNOSTIC DIFFÉRENTIEL

On ne pourra confondre la panophtalmie métastatique avec aucune des suppurations de l'œil. En effet, d'après définition, l'abcès métastatique est un abcès formé à distance causé par une maladie générale. Toutes les fois donc qu'on sera en présence d'une suppuration de l'œil sans lésions de voisinage, il faudra songer à la panophtalmie métastatique.

La phlébite de la veine ophtalmique se distingue de l'abcès métastatique par l'énorme exophtalmie qui en est le signe le plus caractéristique, par un gonflement œdémateux des paupières plus accentué. Quelquefois la phlébite se propage aux veines circumoculaires que l'on peut sentir sous le doigt comme des cordons durs ; parfois aussi on note des points purulents dans la conjonctive. On sera mis sur la voie du diagnostic en examinant attentivement la face : un léger furoncle de la face ou même des lèvres, une inflammation des veines de Meibomius, peuvent engendrer la phlébite de la veine ophtalmique qui souvent d'ailleurs, quand la mort ne survient pas par thrombose du sinus caverneux avec accidents cérébraux, se termine par panophtalmie.

Le phlegmon de l'orbite est caractérisé par une exophtalmie accentuée tandis que dans l'abcès métastatique, on note plutôt une protusion du globe oculaire ; de plus, les mouvements de l'œil sont très diminués et même difficiles à exécuter dans le phlegmon orbitaire, on note également une diplopie plus ou moins marquée. L'exploration avec la pulpe du doigt enfoncée fortement entre l'œil et la paroi orbitaire, fait sentir une tuméfaction autour du globe d'une consistance variable. Un bon signe de diagnostic différentiel est l'exophtalmie latérale quand l'inflammation se trouve limitée en un point de l'orbite. En outre la pression sur le rebord orbitaire n'est pas douloureuse, mais les douleurs sont atroces quand on cherche à refouler le globe au fond de la cavité. Les milieux de l'œil restent transparents et ce n'est qu'à la phase ultime de la maladie, quand la panophtalmie s'ajoute à l'abcès, que l'éclairage du fond de l'œil devient impossible.

La ténonite se distinguera de la panophtalmie par la difficulté de mouvoir l'œil et la douleur ; cette affection arrive d'ailleurs rarement à la suppuration et se rapporte la plupart du temps au rhumatisme

Les abcès palpébraux et du rebord orbitaire sont caractérisés par un œdème considérable de la paupière, on les diagnostiquera par un point *limité* douloureux à la pression et au bout de quelques jours par la sensation de fluctuation, mais l'examen du globe ne nous permettra pas d'hésiter à poser le diagnostic.

PRONOSTIC

Le pronostic local, oculistique de l'ophtalmie métastatique est très grave. Le plus souvent la vision est abolie ; même dans les cas bénins il est rare que l'œil conserve un certain degré d'acuité visuelle et ce n'est que dans les formes extra-bénignes que la vision revient à son état normal.

La perforation est la règle dans la septicémie puerpérale : dans l'infection purulente chirurgicale l'œil devient assez souvent phtisique, dans la septicémie médicale l'œil conserve sa forme extérieure tout étant amaurotique.

L'infection streptococcique est la plus grave ; elle aboutit presque fatalement à la destruction de l'organe ; l'infection par pneumocoques est la plus bénigne.

L'opinion est assez répandue que la panophtalmie désorganise les nerfs ciliaires au point d'empêcher l'apparition d'accidents sympathiques dans l'autre œil. Le fait est controversé ; de plus si les yeux atrophiés à la suite d'une panophtalmie sont indolores au début, ils peuvent devenir douloureux au bout de plusieurs années (ossification de la choroïde, application d'un œil artificiel) et devenir le point de départ d'accidents sympathiques. On rejettera donc le conseil de provoquer dans certains cas une atrophie de l'œil en y faisant passer un fil à demeure jusqu'à commencement de panophtalmie dans le but de prévenir l'ophtalmie sympathique.

Le pronostic prothétique sera meilleur dans le cas où l'exentération aura été pratiquée de préférence à l'énucléation ; en effet le moignon sera volumineux et dans certains cas pourra permettre une certaine mobilité.

TRAITEMENT

En règle générale, on doit immédiatement instituer le traitement de la maladie causale et mettre le malade dans les meilleures conditions d'hygiène possible, relever ses forces par une alimentation, une médication tonique et calmer la fièvre par les sels de quinine et l'antipyrine.

Au début de la maladie, comme traitement médical nous pourrons, après avoir soustrait l'œil à la lumière, faire des instillations de sulfate neutre d'atropine, employer les sangsues, les onctions à la pommade mercurielle belladonée, les compresses chaudes et calmer la douleur par des injections de morphine. Les injections sous-conjonctivales de cyanure de mercure peuvent être tentées au début de formes graves ou dans les cas bénins. Trousseau conseille les frictions au collargol.

Mais le plus souvent le traitement médical sera insuffisant. Quelle sera alors l'intervention que nous pratiquerons?

L'énucléation peut donner des complications méningitiques à cause de l'infection possible des sinus caverneux par les colonies microbiennes développées dans l'œil. Nous devons donc la rejeter tant au point de vue du résultat immédiat qu'au point de vue des résultats protésiques.

L'éviscération et les injections antiseptiques sont des opérations imparfaites et aveugles. Seules deux opérations nous arrêteront : l'exentération à la curette et l'exentération ignée.

L'une et l'autre ont été pratiquées dans les observations que nous rapportons. Nous avons toujours observé une cessation immédiate des douleurs, la disparition du chémosis et la chute de la température.

On a dit que l'exentération ignée donnait moins de suppuration et produisait une sorte d'antisepsie par rayonnement en volatilisant la membrane uvéale en état d'infection. Il nous a paru que l'exentération à la curette suivie de lavages et de soins antiseptiques donne des résultats post-opératoires sinon meilleurs à cause d'une cicatrisation plus rapide, du moins tout aussi satisfaisants et que les moignons dans le cas de l'observation II et chez d'autres malades opérés dans le service de M. le professeur S. Baudry, pour des affections diverses présentaient une surface bien plus considérable sans être douloureux comme on l'a prétendu et que tous étaient susceptibles de donner, grâce à leur volume et à leur motilité, des résultats prothétiques remarquables sans jamais causer d'ophtalmie.

Contrairement à Panas qui conseille l'intervention après le rétablissement de l'état général, contrairement aussi à Wenneman, qui prétend que le phlegmon oculaire est moins dangereux que tout autre, provoqué par la même affection du sang et qui n'est d'avis d'opérer que dans la forme phlegmoneuse douloureuse, nous n'hésiterons pas à opérer malgré la gravité de l'état général. Grâce à l'intervention chirurgicale, une de nos malades dans un état de faiblesse si inquiétant, qu'on hésitait à pratiquer l'anesthésie chloroformique, a pu guérir rapidement (observ. II) et peut-être le cas de mort que nous avons eu, eût-il été évité si l'on eût accepté l'intervention (observ. I).

CONCLUSIONS

1° La panophtalmie métastatique a été observée depuis très longtemps, mais elle a été surtout étudiée dans ces trente dernières années ;

2° Elle survient dans le cours d'une maladie générale grave, d'une suppuration, d'une septicémie chirurgicale ou médicale ;

3° Elle peut être binoculaire ou monoculaire. Binoculaire, elle se déclare chez un individu dont l'organisme est intoxiqué d'une façon profonde et la mort est presque la règle ; monoculaire, la survie existe souvent, mais la vision est perdue ;

4° Les symptômes sont ceux d'une irido-choroïdite suppurative grave à marche rapide ;

5° Les lésions anatomo-pathologiques consistent en infiltration purulente des membranes de l'œil et en altération des milieux. Ces lésions peuvent être occasionnées par des bactéries diverses (streptocoques, staphylocoques, pneumocoques, plus rarement par le bacille d'Eberth, le diplocoque encapsulé et le bacille commun de l'intestin) ;

6° Le point de départ de la suppuration peut être soit dans la rétine soit dans l'uvée ; très rarement dans les autres milieux ou membranes de l'œil.

7° Le traitement médical étant insuffisant, le traitement chirurgical est la règle : exentération à la curette ou exentération ignée faite pendant le cours de la maladie intercurrente, contrairement à l'avis de plusieurs oculistes, Panas et Wenneman, en particulier.

BIBLIOGRAPHIE

ARLT. — Choroiditis pyemica. Kranckh. des Auges, II. p. 209, 1853.

AXENFELD. — Ueber die eitr. metast. Ophtalmie, etc., Graefe's Archi. XL. 3 et 4. 1894.

Ueber mildere u. gutart. metast. Augenentzünd XXVe Vers. d. opht. Ges. Heidelberg, p. 282, 1896.

COHN. — Panophtalmie in puerperium, p. 165-173. Uterus und Auge. Wiesbaden II, p. 459-1890.

DEMOURS. — Ophtalmie métastatique. Précis sur les maladies des yeux, p. 104-1821.

DESPAGNET. — Deux cas d'irido-choroïd. supp. par auto-infection. Bulletin de la Soc. fr. d'opht., p. 498-1896.

FISCHER. — Ophtalmia metastatica e phlebitide. — Lehrbuch, p. 285, 1846 (Cas de survie malgré le cas d'opht. métast. double). Centralbl. f. Aug. XXI, p. 74, juin 1899.

HIRSCHBERG. — Ueber puerp. sep. Emb. d. Auges., Arch. f. Aug. IX, p. 299, 1880.

KAHLER. — Septische Netzhautaffect. Prag. Zeitsch. f. Heilkunde, 1880.

KNAPP. — Metastatische chiroïditis. Arch. f. Opht. XIII, 1, p. 127, 1867.

LAGRANGE. — Contrib. à l'étude des ophtalm. métast. d'origine non microbienne. Bull. de la Soc. fr. d'opht. XIV, p. 370, 1896.

F. DE LAPERSONNE. — Echo médical de Lille, année 1898 p. 39. De l'Ophtalmie métastatique.

MACKENSIE. — Ophtalmia from the absorption of pus. A pract. tre atrise on the dis. of the eye, p. 564-567, 1835.

MITVALSKY. — Des ophtalmies septiques — Rev. gén. d'opht. nov., p. 481, 1891.

MULLER (H.). — Metastatische ophtalmie, 1856.

PANAS. — Choroïdite suppurative. — Traité des maladies des yeux, I, p. 395. 1894. Bull. Soc. fr. d'opht., 1897.

VEILLON et MORAX. — Choroïdite suppur. à streptocoques. Ann. d'ocul., p. 341, mai 1894.

VENNEMAN. – Encyclopédie Française d'Ophtalmologie.

VIRCHOW. — Ueber capillare embolie. Virch. Arch. IX, p. 307, 1856. Zur pathol. Anat. der Netzhaut, etc. Virch. Arch. X, p. 179-187, 1856.

WAGENMANN. — Ein Fall v. doppelseit. metast. opht. Graefe's Archiv, XXXIII, 2, p. 147, 1887.

DE WECKER. -- Rétinite suppurative, choroïdite métast. Traité complet, II, p. 459, 1886, et IV, p. 119, 1890.

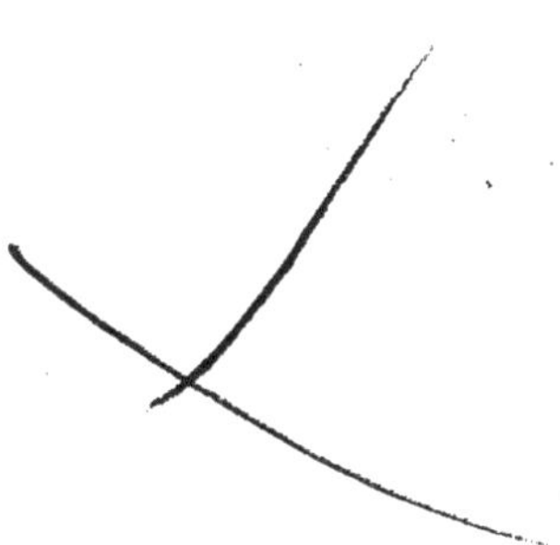

LILLE. — IMPRIMERIE LE BIGOT FRÈRES

www.ingramcontent.com/pod-product-compliance
Lightning Source LLC
LaVergne TN
LVHW012001160826
845678LV00002B/665